XXXIX

COMMENT ON SE DÉFEND

CONTRE

LA MYOPIE

PAR LE

Dᴿ de MICAS

CHEF DE CLINIQUE OPHTALMOLOGIQUE A LA FACULTÉ DE MÉDECINE

DE TOULOUSE

Prix : 1 franc

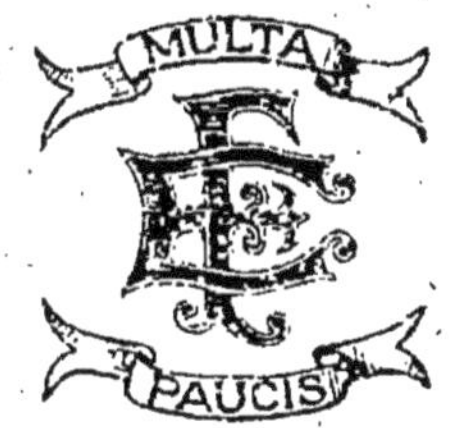

PARIS

MAISON MÉDICALE MUTUELLE

29, RUE DE SEINE, 29

COMMENT ON SE DÉFEND

CONTRE

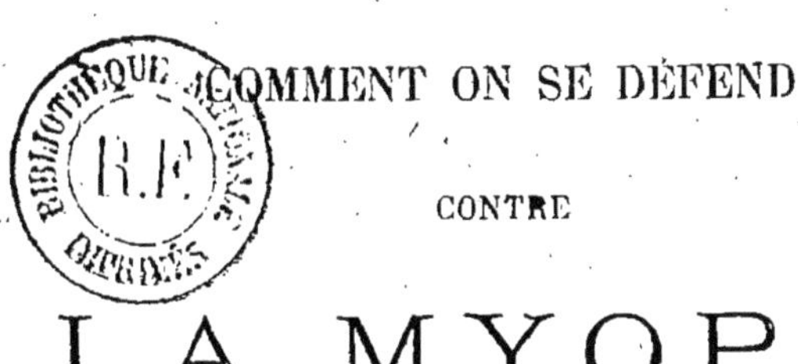

LA MYOPIE

COMMENT ON SE DÉFEND

CONTRE

LA MYOPIE

PAR LE

DR de MIGAS

CHEF DE CLINIQUE OPHTALMOLOGIQUE A LA FACULTÉ DE MÉDECINE

DE TOULOUSE

—

Prix : 1 franc

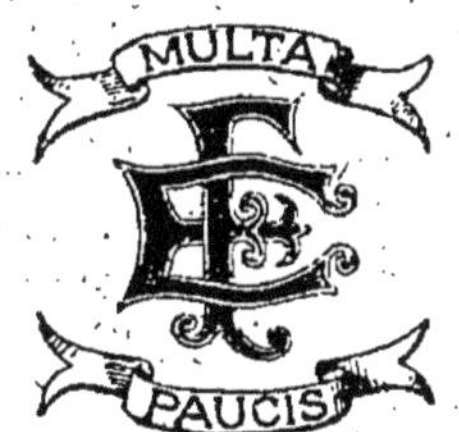

PARIS

L'ÉDITION MÉDICALE MUTUELLE

29, RUE DE SEINE, 29

—

Tous droits réservés ...

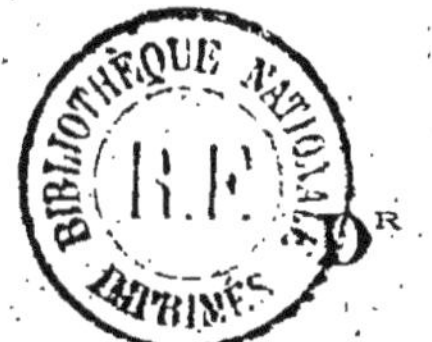

COMMENT ON SE DÉFEND

CONTRE

LA MYOPIE

AVANT-PROPOS

A qui s'adressent ces pages.

Un mot sur les divers traitements chirurgicaux de la myopie.

Division du sujet : A. *Hygiène de l'œil myope.*

B. *Emploi des verres correcteurs.*

A qui s'adressent ces pages

Ces modestes pages ne s'adressent pas au médecin, moins encore à l'oculiste : elles sont destinées au père de famille, à l'instituteur, à l'architecte même chargé de construire et disposer les bâtiments scolaires, aux personnes, en un mot, qui, de près ou de loin, ont des rapports avec les écoliers, avec les enfants, ou qui sont soucieuses de la conservation de leur vue.

En généralisant les principes énoncés, en les appliquant non pas seulement aux enfants mais encore aux employés d'atelier ou de bureau et plus spécialement à tous ceux qui doivent travailler de près, on pourra, je l'espère, tirer quelque profit des notions que je cherche à répandre.

Un mot sur les divers traitements chirurgicaux de la myopie

Il est donc inutile d'insister longuement sur le traitement médico-chirurgical dont la direction doit appartenir exclusivement à l'oculiste.

Cependant il me paraît bon de dire, en quelques mots, les efforts tentés pour empêcher le développement ou amener la guérison de cette maladie. Chaque médecin a voulu apporter sa pierre à l'édifice et la multiplicité des opérations préconisées tour à tour témoigne hautement qu'aucun procédé, jusqu'à ce jour, n'a donné d'assez brillants résultats pour empêcher les contemporains ou les successeurs des promoteurs de ces divers traitements de chercher une méthode plus sûre et plus efficace.

Guérin faisait la ténotomie du grand oblique, Salomon la myotomie intra-oculaire, Quaglino la paracentèse, Dransart et Meyer recourent à l'iridectomie, de Graefe employait la ténotomie des droits externes et déjà, en 1776, l'abbé Desmonceaux enlevait le cristallin transparent comme le font aujourd'hui Fukalà à Vienne et Vacher d'Orléans.

Division du sujet

Un vieil adage, bien vrai et bien plein de bon sens, dit que mieux vaut prévenir que guérir. C'est ce que je vais essayer de faire comprendre en indiquant au lecteur comment on se défend contre la myopie par l'hygiène et par les verres correcteurs.

CHAPITRE PREMIER

———

Hygiène de l'œil prédisposé ou non à la myopie

A. — *Soins à donner dès l'enfance.*

> A quel moment faut-il surveiller les yeux ?
> Choix des jouets, des jeux, etc., etc.
> Choix des sièges.

B. — *Soins à donner à l'écolier.*

> Myopie scolaire.
> Correction des vices de réfraction des écoliers.
> Un enfant prédisposé à la myopie peut-il travailler ?

C. — *L'École.*

> Orientation de l'école.
> Éclairage de l'école :
>> Étude du minimum de lumière dans les classes.
>> Conditions de l'éclairage.

Pénétration de la lumière dans les classes.

L'éclairage artificiel et ses divers modes.

Intensité de l'éclairage.

Mobilier scolaire.

D. — *Le travail à l'école*.

Heures de travail et récréations.

Age de la fréquentation de l'école.

E. — *La lecture*.

1re Règle : Il doit exister une notable différence entre l'objet visuel et le fond sur lequel il se détache.

2e Règle : L'objet doit être nettement dessiné.

3e Règle : L'objet doit avoir une certaine grandeur.

F. — *L'Écriture*.

Écriture à main posée.

Écriture à main levée ou expédiée.

G. — *S rveillance des écoliers*.

A. — Soins à donner dès l'enfance

A quel moment faut-il surveiller les yeux. — Il ne faut pas attendre, pour exercer sur les yeux une surveillance intelligente et active, que l'enfant fréquente l'école ou applique une attention soutenue à des travaux délicats,

Le principe qui doit tout primer dans l'étude de la myopie c'est que le travail à courte distance, réclamant la plus grande attention et nécessitant le plus de soins, devient le facteur principal du développement de cette affection.

Aussi, dès l'âge le plus tendre, alors qu'encore, en aucune façon, il ne saurait être question de travail, dès que les deux yeux commencent à fonctionner ensemble on devra se montrer rigoureux sur les principes de l'hygiène oculaire.

Choix des jouets, des jeux, etc. — A tout prix on empêchera les enfants de se trop rapprocher des jouets et objets brillants, on écartera du choix des joujoux les petites gravures, les menus objets qui demandent une vision minutieuse.

Les jeux au grand air sont certainement de beaucoup préférables.

Cependant si, par la nature de leurs amusements, les enfants sont amenés à s'asseoir autour d'une table il faudra veiller, autant que possible, à ce que les enfants aient la tête élevée au dessus de la table, le corps soutenu dans une position capable de résister à l'impérieux besoin de se pencher en avant, de s'appuyer sur les bras et d'approcher le visage de la table quand ils éprouvent de la fatigue.

Choix des sièges. — Pour les petits enfants on fera des sièges avec une planchette destinée à soutenir les pieds, avec des bras qui, en même temps qu'ils les empêcheront de tomber, leur permettront de s'appuyer contre le dossier et de se reposer ainsi dans les diverses positions.

Si ces règles d'hygiène sont bien appliquées, l'enfant arrivera à l'école avec de bonnes habitudes et dans des conditions favorables pour affronter le travail appliqué.

B. — Soins à donner à l'écolier.

Myopie scolaire. -- L'abus de l'accomodation et de la convergence pendant le temps scolaire augmente dans de notables proportions les prédispositions à la myopie.

Certains auteurs prétendent même que le travail oculaire à cette période de la vie peut non seulement augmenter mais encore créer de toutes pièces la myopie. Les statistiques publiées par les oculistes de certaines écoles servent de base à cette opinion, car les myopes sont en plus grand nombre chez les internes que chez les externes et surtout chez les élèves des classes élevées plus que chez les élèves des classes inférieures.

Correction des vices de réfraction. — Il serait donc à désirer qu'un oculiste soit attaché à tout établissement d'éducation pour examiner la fonction visuelle des jeunes gens et corriger exactement les vices de réfraction.

Cette manière d'agir préviendrait le développement exagéré des amétropiés et éviterait souvent à des candidats la pénible déception de se voir exclus de certains concours pour inaptitude physique.

Un enfant prédisposé à la myopie peut-il travailler? — Toutefois il ne faudrait pas, par excès de prudence et poussant jusqu'au bout les conclusions théoriques, laisser dans l'ignorance un enfant héréditairement prédisposé à la myopie ; mais on agirait bien à la légère en le laissant travailler sans guide ni direction, en ne prenant aucun souci des conditions dans lesquelles doivent se développer normalement les yeux.

C. — L'École

Orientation. — Si l'on est bien convaincu que la myopie est une affection sérieuse tant par la diminution de l'aptitude physique que par les graves troubles qu'elle engendre dans la fonction visuelle on ne trouvera pas exagérées les précautions à prendre en vue de la construction de la maison d'école.

Quand donc il s'agira de construire ou d'aménager les bâtiments scolaires, il faudra le faire dans les meilleures conditions pour que les enfants souffrent le moins possible du travail qu'on va leur imposer.

Si on le peut, c'est dans un jardin ou dans une vaste cour que l'on placera l'école, ce qui permettra ainsi le libre accès de la lumière dans l'établissement. Mais si cette situation n'est pas possible on éloignera la maison d'école de toute autre habitation d'au moins le double de leur hauteur et on ne placera jamais les classes au rez-de-chaussée.

La meilleure orientation à donner à l'école, dans nos climats, est l'orientation EST, puis viennent les orientations NORD-EST et SUD-OUEST ; l'orientation NORD est trop sombre, l'orientation SUD présente les inconvénients inverses.

Il est aisé de comprendre, d'après ce que nous venons d'exposer, que ces considérations prennent une importance d'autant plus grande que les locaux sont destinés à recevoir des élèves dont le travail oculaire aura une plus longue durée.

Éclairage. — *Étude du minimum de lumière dans les classes*. — En 1881, le Ministre de l'Instruction publique nomma une commission qui admit comme minimum de lumière à donner aux classes, qu'à la hauteur d'une table, l'œil put apercevoir le ciel dans une étendue d'au moins trente centimètres comptés à partir du bord supérieur des fenêtres.

Cette formule bien vague manque de précison tout comme en manquent également les renseignements fournis par les instruments photométriques .

On peut, ce me semble, dire d'une façon plus simple et plus compréhensible que, pratiquement, l'éclairage est suffisant quand un élève emmétrope, dont les yeux ont une conformation normale, peut lire aisément à cinq mètres la dernière ligne de l'échelle de de Wecker, par exemple, placée sur le mur le moins éclairé de la salle d'étude.

Pénétration de la lumière dans les classes. — L'éclairage venu d'en haut, malgré d'incontestables avantages est généralement proscrit en France ; il est bon d'ajouter, pour expliquer l'ostracisme dont il est frappé, qu'il est très difficile de l'obtenir.

On lui préfère de beaucoup, pour les pièces de petites dimensions, l'éclairage latéral gauche qui réunit de nombreuses conditions favorables : l'éclairage latéral droit, surtout pour une pièce où l'on écrit, n'est pas avantageux à cause de l'ombre fournie par la main droite. Si la pièce est grande, le mieux est de prendre le jour à droite et à gauche en évitant le plus possible le jour venant d'en face ou par derrière.

Il doit exister un certain rapport entre la dimension de la pièce à éclairer et la dimension des fenêtres : il faut que ce rapport soit comme un est à quatre. Les fenêtres monteront jusqu'au plafond et s'arrêteront en bas à 1 m. 30 du sol : de cette manière on évite le rayonnement de la lumière d'en bas gênante pour la vue des élèves.

La teinte gris-clair, réfléchissant la lumière sans aveugler, est celle qu'il convient de donner aux murs et aux rideaux.

Éclairage artificiel et ses modes. — On est, malgré tout, souvent obligé de recourir à l'éclairage artificiel dont il faut, par conséquent, étudier les divers modes.

L'éclairage naturel ou solaire est à n'en pas douter le meilleur : il doit servir en toute occasion de terme de comparaison et l'éclairage artificiel le meilleur sera celui qui fournira une lumière dont les qualités seront les plus voisines des qualités de l'éclairage solaire.

L'éclairage qui dégagera le moins de rayons caloriques et joindra à la fixité l'intensité et la diffusion sera l'éclairage idéal.

De toutes les lumières, l'électricité est celle qui contient le moins de rayons jaunes, après viennent le pétrole, le gaz, l'huile et enfin la bougie.

Le calorique dégagé par l'éclairage augmente encore celui qui se produit dans une salle contenant une agglomération de personnes. C'est pourquoi l'éclairage à l'électricité mérite encore la préférence, l'emportant de beaucoup sur le pétrole, l'huile ou le gaz.

Considéré enfin au point de vue de la viciation de l'air, l'éclairage à l'électricité tient encore la première place.

Les lampes à incandescence, le gaz donnent de très bons résultats au point de vue de la fixité. L'acétylène semble aussi appelé à rendre de grands services comme éclairage.

Intensité de l'éclairage. — Sons raconte, qu'en 1786, Desmonceaux accusait, avec tout le public d'ailleurs, une lumière trop vive de produire l'usure de l'œil. « Je ne puis trop engager les personnes qui marchent à la lumière d'un reverbère à se garantir du trop grand éclat et de le faire avec de petits écrans de poche tenus à la main ! »

Que dirait aujourd'hui Desmonceaux quand nous trouvons obscure et tant soit peu triste une salle de spectacle éclairée au gaz?

Et cependant, de nos jours encore, nous protestons, par routine sans doute, contre l'intensité de l'éclairage et nous protesterons encore à chaque nouvelle conquête de la science.

Non, jamais l'éclairage artificiel n'est trop intense pourvu que l'on dérobe aux yeux la source lumineuse car l'éclat le plus vif de la lumière la plus éblouissante n'est qu'une pâle lueur comparée à l'éclat de la lumière solaire.

Mobilier. — Le choix du mobilier scolaire est une question de la plus haute importance. Cette étude, dans ces dernières années, a fait l'objet de nombreuses publications et tout le monde est actuellement d'accord pour admettre que le mobilier doit être disposé de telle façon que l'enfant n'ait pas de tendance de se rapprocher, à plus de trente centimètres de l'objet de son travail.

Si les enfants sont assis sur de mauvais bancs ils ont de la tendance à se courber et cette position, outre qu'elle prédispose à la myopie, favorise le développement de la scoliose.

Quand l'objet est trop bas ou si le siège manque de dossier, l'enfant courbe sa taille. Les sièges inoffensifs seront donc ceux qui permettent à l'enfant de travailler le corps droit et de conserver longtemps cette position.

Pour remplir ce but, le banc doit être élevé au dessus du sol ou de la traverse pour les pieds de la longueur des jambes de l'enfant mesurée du jarret à la plante des pieds ; la largeur des bancs sera égale à la longueur des cuisses mesurée du jarret au dos, enfin le bord arrondi s'avancer à deux ou trois centimètres au delà du bord interne de la table.

Les sièges doivent être assez élevés pour que l'enfant puisse, quand il écrit, appuyer commodément les avant-bras sur la table sans élever le corps, sans pencher le corps ou la tête ; enfin, la partie inférieure du dos doit être convenablement appuyée, pendant la lecture, par un court dossier.

Ces conditions essentiellement variables suivant la croissance des enfants, rendent indispensables les mesures ci-dessus et la vérification des sièges au moins une fois par an.

On doit encore veiller à ce que les enfants avancent les pieds sous la table et ne les tiennent pas pliés au-dessous des bancs. Cette précaution rend, sinon impossible, du moins inutile, l'abaissement de la tête.

Il est bien certainement plus facile d'indiquer les règles que d'en obtenir l'exécution : les enfants ont une tendance presque invincible à rapprocher les objets. On a inventé, pour cette raison, une série de redresseurs plus ou moins compliqués plus ou moins pratiques.

L'un a adopté des appuis pour le menton, l'autre un cadre dans lequel s'engage la face, tous portés par une tige vissée à la table, une courroie fixée au dossier élevé de la chaise est destinée à être passée autour du front et à tenir aussi la tête plus ou moins droite.

Mais ces appareils sont tous gênants, encombrants, incommodes et rien ne saurait remplacer la surveillance active et intelligente du maître d'école ou du chef d'atelier.

2

D. — Le Travail

Heures de travail et récréations. — Il est une précaution qui s'impose, de toute rigueur, pour les individus jeunes et faibles ; c'est l'interruption fréquente du travail qui exige l'application des yeux longtemps soutenue. D'ailleurs tous ceux qui travaillent à une courte distance doivent laisser se reposer leurs yeux de temps en temps en regardant au loin, mieux encore en fermant un instant les paupières.

Ce repos de quelques minutes, chaque demi-heure, est largement suffisant pour des yeux sains et forts, mais les enfants faibles et débiles, héréditairement prédisposés à la myopie, ont besoin d'interruptions plus fréquentes et plus longues.

Age de la fréquentation de l'école. — Avant l'âge de six ans la fréquentation de l'école peut être nuisible et même encore, à cet âge-là, ne devra-t-on commencer à écrire que lorsque déjà ont sait très bien lire.

Les exercices physiques seront de rigueur pendant les récréations et on ne devra, sous aucun prétexte, donner à l'enfant puni des pensums qui fatiguent, à l'extrême, les yeux de l'enfant en ne leur permettant pas de prendre le repos dont ils ont si grand besoin.

Le maximum d'heures d'études par jour que l'on ne devra pas dépasser à six ans sera quatre heures et encore sera-t-il bon de donner après chaque heure de travail un quart d'heure de récréation passée au grand air suivant la température.

Mieux vaut ne pas donner à l'enfant des devoirs à faire chez lui après la classe. C'est qu'en effet, le plus souvent, l'éclairage, dans les familles, est défectueux, les sièges et la table sont dans de mauvais rapports et l'enfant, abandonné à lui-même, soustrait à toute surveillance, prend une mauvaise position et des habitudes difficiles à corriger.

Les jours de fêtes et les dimanches devraient être passés sans travail et l'on devrait utiliser les vacances non à faire des lectures ou des devoirs, mais à se promener au grand air, sur le bord de la mer si les ressources le permettent.

Toutes ces conditions exercent sur l'œil la plus salutaire influence et rendent l'écolier apte aux travaux et aux efforts que l'on sera plus tard en droit de lui demander.

E. — La Lecture

1re règle : *Il doit exister une notable différence entre l'objet visuel et le point sur lequel il se détache.* — Si l'éclairage mérite d'attirer l'attention on ne doit pas oublier qu'il existe aussi des règles fixes dont on doit tenir le plus grand compte quand il s'agit de choisir les livres de lecture.

Tout d'abord il faut s'attacher à choisir des livres de lecture qui présenteront une différence suffisante entre l'objet visuel et le fond sur lequel il se détache.

La vision est d'autant plus nette, d'autant plus facile, que cette différence est plus sensible, et le contraste le plus fort est celui du noir et du blanc.

On se rend d'ailleurs très bien compte de cette facilité de la lecture quand les lettres sont bien noires et le papier bien blanc. Aussi combien plus agréable est l'écriture avec de l'encre bien noire sur du papier très blanc.

On ne donnera donc pas à l'enfant des manuscrits écrits à l'encre bleue, verte, violette ou même au crayon et l'on choisira avec soin le papier bien blanc et l'encre d'un noir très pur.

Les couturières se plaindraient bien moins d'ásthénopie s'il leur était possible de coudre leur étoffe blanche avec du fil blanc et inversement.

2ᵉ règle : Les objets doivent être nettement dessinés. — Une règle qui a une grande importance en ce qui concerne la typographie *est que les objets doivent être nettement dessinés.*

L'impression défectueuse est funeste aux yeux et c'est ce qui rend pénible la lecture de certains manuscrits, livres ou autres.

Le papier doit être assez épais pour que les caractères n'apparaissent pas au travers.

La forme des caractères sera toujours plus caractéristique surtout pour les lettres caves telles que l'E et le C qui ont tant de ressemblance, pour les chiffres dont la lecture exige la distinction nette de tous les détails, pour les noms propres, pour les mots inconnus.

Dans la lecture courante, en effet, le lecteur habitué

devine les mots à leur aspect général sans avoir besoin d'épeler lettre par lettre tandis qu'il n'en est pas de même pour les nombres, noms propres ou termes techniques.

On doit reconnaître que les caractères français, toutes choses égales d'ailleurs, sont préférables aux caractères plus compliqués, aux caractères gothiques. C'est même à l'emploi des caractères gothiques usités en Allemagne que l'on attribue la si grande proportion de myopes dans ce pays.

L'emploi des caractères gras ou normands est à recommander pour les objets éloignés tels que cartes murales et tableaux.

3ᵉ règle: L'objet doit avoir une certaine grandeur ; comme importance cette règle ne le cède en rien aux deux autres. La hauteur minimum des caractères doit être d'un millimètre cinq avec des pleins qui n'auront pas moins d'un quart de millimètre.

Il ne devra pas y avoir plus de sept lettres par centimètre courant et la longueur de la ligne ne dépassera pas huit centimètres. L'espace entre les lignes doit être de trois millimètres, l'intervalle entre les mots et les lettres sera tel que le blanc entre les lettres soit plus large que l'espace compris entre les jambages.

Pour nous résumer nous dirons avec Trousseau : « Un livre doit être nettement imprimé, en caractères gras, bien séparés avec des lignes courtes, peu rapprochées, sur un papier d'un blanc franc. Des lignes et des pages trop longues fatiguent l'accomodation et maintiennent l'œil dans un état spasmodique qui se prolonge trop et n'a pas assez souvent l'occasion de se relâcher. »

F. — Ecriture

On a remarqué que, d'une façon constante, les enfants ont pour habitude de se rapprocher du papier quand ils écrivent et d'imprimer à leur tête un mouvement de rotation à gauche pour suivre le mouvement de la plume.

Cette attitude préjudiciable à la vue, l'est aussi à la colonne vertébrale à laquelle elle imprime des déviations.

Javal en France et Schubert en Allemagne se sont faits les apôtres de l'écriture droite d'après les principes formulés en ces termes par Georges Sand : *Ecriture droite sur papier droit, corps droit.*

La question « Ecriture » a été portée devant l'Académie de médecine par Javal qui considère l'écriture comme une cause évidente de myopie.

On divise l'écriture en *écriture à main posée et écriture à main levée* ou *expédiée.* Dans l'écriture à main posée les doigts agissent seuls tandis que dans l'écriture à main levée le poignet joue un rôle important et la pente donnée au papier devient très utile. A notre époque d'effervescence où le temps est un facteur si important il est difficile de faire adopter l'écriture à main posée : celui qui l'emploie se trouve dans un réel état d'infériorité vis-à-vis de ceux qui écrivent l'expédiée à cause du manque de rapidité. Aussi a-t-on à peu près complètement renoncé à l'écriture à main posée.

Pour éviter les inconvénients de l'écriture penchée ou expédiée on devra faire des remontrances réitérées aux élèves pour s'opposer à leur mauvaise tenue et les empêcher de se rapprocher à plus de vingt-cinq centimètres de leur cahier toujours placé en bonne lumière et en bonne situation.

G. — Surveillance des Ecoliers

L'État devrait intervenir et exiger de la part des professeurs une grande surveillance. L'enfant, dit Trousseau, devrait être examiné au début de la scolarité et après chaque période de la scolarité. Les troubles de réfraction dont il peut être atteint devraient être corrigés sous peine de voir s'aggraver le mal à tel point parfois que l'enfant est obligé de cesser ses études et de renoncer à telle carrière de son choix.

Le maître devrait connaître l'état de la vue de ses élèves pour leur éviter des réprimandes injustes, placer les myopes près du tableau et pouvoir aisément vérifier leur position.

J'ai connu un jeune homme tenu pour paresseux par ses professeurs parce que quelques instants après qu'il commençait à lire ou à écrire, à fixer, en un mot, il était pris de sommeil. Plus tard le hasard le conduisit chez un oculiste qui découvrit un léger astigmatisme hypermétropique régulier facilement corrigé par des verres appropriés. Depuis ce jour il peut se livrer, sans sommeil, à des occupations très assujettissantes.

Les enfants atteints d'amétropie doivent porter des verres correcteurs dont l'usage réclame une intelligente surveillance. Un système de fiches indiquant la vue de chaque écolier pourrait être appliqué dans les établissements scolaires.

CHAPITRE II

—

Emploi des verres correcteurs

A. — *Symptômes de la myopie.*

B. — *Degrés de la myopie.*

C. — *Choix des verres appropriés.*
Principes généraux.
Verres prismatiques.
Verres concaves.

D. — *Forme des verres.*

E. — *Nature des verres.*

F. — *Monture des verres.*
Monocle.
Lorgnon.
Lunettes.

A. — Symptômes de la Myopie.

Les considérations qui précèdent sont les principes qui doivent présider à l'hygiène de l'œil et s'appliquent à l'œil normal *emmétrope* ou anormal, *Amétrope*. Il est donc nécessaire d'exposer maintenant le moyen de défendre sa vue contre la myopie elle-même, quand elle existe, au moyen de verres correcteurs.

A quels symptômes généraux peut-on reconnaître qu'un œil est myope en dehors des moyens scientifiques de l'ophtalmocopie ?

La définition de la myopie qui me paraît la mieux adaptée à l'esprit de cette monographie, est celle donnée par Chevallereau dans le *Traité de Thérapeutique appliquée*.

On appelle myopie, dit cet auteur, un état des yeux dans lequel la vision est confuse au loin, très nette pour les objets rapprochés et dans lequel l'application de verres concaves appropriés, améliore immédiatement et considérablement la vue pour les objets éloignés.

Il ne faut rien retrancher à cette définition pour être dans le vrai, on doit l'accepter dans sa totalité pour avoir une idée exacte de ce qu'est la myopie.

Il ne faudrait pas, par exemple, dire seulement que la myopie est une vue confuse de loin et distincte de près ; beaucoup d'amblyopes, d'astigmates et même d'hypermétropes forts, présentent ce caractère commun avec les myopes, en partie seulement il est vrai ; chez eux la vue de près n'est pas très nette, mais l'est beaucoup plus cependant que la vue de loin. De plus, chez eux, la vue de loin n'est pas immédiatement améliorée comme chez les myopes par l'interposition de *verres concaves*.

Il reste cependant une cause d'erreur chez les hypermétropes très jeunes, avec spasme de l'accomodation qui corrigent au delà leur hypermétropie et dont la vision est améliorée par les verres concaves.

Le symptôme qui semble avoir surtout frappé les observateurs, puisqu'il a donné son nom à la maladie, est le clignement et le rapprochement des paupières. (Myopie de Μυἔω cligner, ωψ œil). Pour éviter les cercles de diffusion sur la rétine, avoir une impression plus nette des objets et ne laisser passer qu'une partie des rayons lumineux venus des objets placés au delà du *punctum remotum*, c'est-à-dire du point le plus éloigné auquel la vision est distincte, les myopes ont l'habitude de rapprocher leurs paupières. C'est aussi pour cette raison que la fente et le trou sténopéiques améliorent la vision des myopes tout comme l'instillation d'ésérine qui rétrécit l'ouverture pupillaire.

L'aspect général de l'œil est un symptôme : d'ordinaire l'œil est saillant, car, anatomiquement, l'œil myope est trop long, la chambre antérieure profonde, la pupille dilatée et peu mobile. Les mouvements latéraux du globe, par suite de l'augmentation du diamètre antéro postérieur, sont gênés et plus limités que chez l'emmétrope.

Il arrive aussi très souvent que les myopes louchent

en dehors par suite de l'insuffisance des muscles droits internes, chargés de porter le globe en dedans.

Dans les degrés élevés de l'affection, l'attitude du myope est des plus caractéristiques. Ils aiment à rapprocher les objets, à incliner la tête pour les regarder. Ils préfèrent les petits caractères d'imprimerie, grâce auxquels ils peuvent embrasser plus de mots à la fois, sans avoir recours aux mouvements de la tête et des yeux. S'ils veulent voir au loin, leur regard est indécis, leur démarche vague et embarrassée. Ils préfèrent le demi-jour à une lumière trop vive.

Si la myopie est faible, les myopes, une fois corrigés par les verres, ont une acuité visuelle normale, mais si la myopie est forte, cette acuité est très diminuée.

Les myopes sont exposés à des complications plus ou moins graves, telles que blépharite, décollement de la rétine, myopie progressive, opacités du cristallin, mouches volantes. Les seules complications qui nous intéressent pour le moment sont l'asthénopie musculaire par insuffisance des muscles droits internes et le spasme de l'accomodation.

Les phénomènes *d'asthénopie* sont caractérisés par les symptômes suivants : le soir, en travaillant, les yeux deviennent rouges, fatigués, sensibles au toucher, les paupières s'alourdissent, les malades se plaignent d'une sensation de tension dans les yeux, la grande clarté devient insupportable. Tantôt ils éprouvent des élancements et des picotements dans les coins des yeux se terminant par un larmoiement.

Le spasme de l'accomodation n'est pas rare dans la

myopie et peut en augmenter le degré. On peut le soupçonner chez de très jeunes rersonnes atteintes d'asthénopie et de myopie élevée sans lésion du fond de l'œil. C'est ce qui explique le cas où un myope voyant parfaitement depuis longtemps avec un verre concave de 4 dioptries (ancien n° 9) peut, sous l'influence de l'âge, être tout à coup gêné par ses verres devenus trop forts et se voit dans l'obligation de les changer pour les lentilles concaves de 2 dioptries (ancien n° 18).

B. — Degrés de myopie

Il existe une myopie stationnaire ou à évolution tellement lente qu'on peut la regarder comme telle et une myopie progressive observée entre quinze et trente ans ; elle est due au développement de l'œil, aux atrophies choroïdiennes ou à un surmenage exagéré de la vue.

Mais au point de vue purement pratique il faut distinguer quatre degrés dans la myopie : la myopie faible, la myopie moyenne, la myopie forte, la myopie extrêmement forte.

La myopie faible permet au malade d'y voir à dix, quinze ou vingt mètres. Elle passe souvent inaperçue et les malades peuvent aisément lire en tenant le livre très rapproché ou éloigné de 25 à 30 centimètres. Avec l'âge, quand la presbytie arrive, on voit ce phénomène étrange de la vue de près améliorée par les verres convexes et la vue de loin par les verres concaves. Cette myopie varie entre 0.50 et 2 dioptries.

La myopie moyenne est de beaucoup la plus fréquente et oscille entre deux et cinq dioptries. Les objets les plus fins, placés à vingt centimètres, sont vus nettement, mais si on les place au delà, ils deviennent confus.

La myopie forte va de 6 à 12 dioptries ; l'individu est alors obligé d'approcher le livre ou le cahier à dix centimètres de ses yeux.

Au delà de 12 dioptries la myopie est extrêmement forte et le malade est obligé, pour lire, de rapprocher le livre à 4 centimètres à tel point qu'il le touche avec le bout de son nez.

C. — Choix des verres appropriés

Principes généraux. — Il est un principe, plusieurs fois énoncé, qui préside au choix des verres correcteurs : l'œil doit lire, pour éviter toute fatigue, à 30 centimètres. Le but des verres chez les myopes est donc d'amener, pour la lecture, la *punctum remotum* à cette distance.

La vue de loin ne fatigue pas l'œil et ne nécessiterait pas l'usage de verres si la myopie ne devenait une source de malentendus, d'erreurs, désagréables pour tous. Aussi le myope sollicite-t-il avec instance des verres pour la vue de loin.

Le myope peut être soulagé par des verres de deux sortes : les verres prismatiques et les verres concaves.

Verres prismatiques. — Nous avons vu que dans certains cas les myopes, même très faibles, pouvaient éprouver les diverses sensations si pénibles décrites plus haut sous le nom d'asthénopie musculaire liée le plus souvent à l'insuffisance des muscles droits internes.

La tendance générale des myopes est la divergence ou déviation d'un œil en dehors. En effet, si on fait fixer à un malade un objet situé à 20 centimètres et si l'on couvre l'un des yeux avec la main ou un verre dépoli, on voit l'œil se dévier en dehors puis revenir brusquement en dedans dès qu'on le découvre.

Il faut donc, pour vaincre cette tendance, que les muscles droits internes chargés de maintenir les yeux en dedans et de les diriger même plus ou moins en dedans suivant que l'objet est plus ou moins éloigné des yeux, se contractent avec énergie. Cet exercice continu finit par les fatiguer, ils deviennent insuffisants pour accomplir leur tâche et contrebalancer les muscles droits externes, leurs antagonistes qui, dans l'œil myope, ont une grande force secondée d'ailleurs par la tendance naturelle de l'organe. Tel est, en peu de mots, l'explication du phénomène appelé : Insuffisance des droits internes.

Cette insuffisance des droits internes provoque donc des phénomènes gênants qui, chez beaucoup de sujets, même très faiblement myopes, les empêchent de se livrer pendant assez longtemps à un travail rapproché.

Il faut, pour la corriger, placer devant chaque œil, un verre prismatique à base interne qui permettra de faire de moins grands efforts de convergence. Ces verres peuvent d'ailleurs être fondus dans les verres concaves. On peut encore arriver au même résultat en décentrant les verres concaves, c'est-à-dire en portant le centre du verre plus ou moins en dehors de l'axe optique.

Les verres prismatiques ayant la propriété de dévier l'image vers la base du prisme on comprend qu'ainsi le résultat de la convergence soit bien augmenté sans augmentation d'effort.

Il ne faut pas oublier que la correction de l'insuffisance des droits internes doit être répartie sur chaque œil. Ainsi, si on trouve qu'une insuffisance est corrigée par un prisme de 6 degrés, on prescrira, pour chaque œil un prisme à base interne de 3 degrés. Les prismes, on le comprend, sont réservés à la vision de près, puisque c'est dans ce cas qu'entre en jeu l'accomodation. Mais au dessus de 3 degrés ils deviennent lourds et impossibles à porter.

Verres concaves. — Dans la myopie faible jusqu'à 3 dioptries on donnera, pour la vue de loin le verre le plus faible permettant une vision satisfaisante et on proscrira l'usage des lunettes pour la vue de près.

Dans la myopie moyenne jusqu'à 6 dioptries, on corrigera la myopie pour la vue de loin par des verres un peu plus faibles que la myopie. On ne donnera des verres de près que si la lecture se fait en deça de 28 centimètres ; ces verres représenteront la moitié de la myopie ; à un myope de 6 dioptries on donnera 5 ou 5,50 dioptries pour voir de loin et 3 dioptries pour voir de près.

Dans la myopie forte au dessus de 6 dioptries, et plus la myopie s'élève, on doit pour voir de loin donner des verres de plus en plus inférieurs à la myopie et, pour la vue de près, des verres inférieurs à la moitié de la myopie, car quoi qu'on fasse, l'acuité visuelle laissant, dans ces cas, à désirer, on n'arrive pas à un 'excellent résultat.

Certains myopes ont besoin pour leurs travaux (musique, peinture) d'une vision intermédiaire à la vue de près et à la vue de loin ce qui est obtenu en prenant un verre moins fort de 2.50 dioptries que celui porté pour la vision de loin.

D. — Forme des verres.

La forme des verres peut être ovale ou ronde; cette dernière forme, quoique meilleure est aujourd'hui abandonnée à cause de l'aspect étrange que prend, avec ces verres, la physionomie.

E. — Nature des verres

Les verres sont faits avec du verre de vitre, du *flint glass*, du *crown glass* ou cristal de roche ou la matière dite isométrope.

Le *verre de vitre*, silicate double de soude et de chaux, donne des lentilles à bas prix, mais sont toutes de mauvaise qualité.

Le *flint glass* est un silicate de potasse et de plomb.

3

Il donne des verres durs très difficiles à rayer mais très lourds par suite du plomb qu'ils renferment. Comme ils ont un grand pouvoir de diffusion et décomposent la lumière ou les rejette ordinairement.

Le *crown glass* est un silicate de potasse et de chaux, qui joint la légèreté à la dureté du *flint glass*. En ajoutant à sa composition un peu d'acide borique, on augmente sa limpidité, c'est jusqu'à présent la meilleure matière pour les verres de lunettes.

Le *cristal de roche* très dur et difficile à rayer a l'inconvénient d'avoir une double réfraction, et donne deux rayons réfractés pour un rayon incident et faite voir ainsi les objets en double lorsque le verre a une certaine épaisseur. On peut, il est vrai éviter, cette double réfraction en taillant perpendiculairement à l'axe du cristal le morceau destiné à faire la lentille. Comme ces verres sont très couteux et ne valent en somme, guère mieux que les verres de *crown glass*, ce sont ces derniers que l'on choisit.

Il faut, pour être exact, dire que les verres en cristal de roche ont l'avantage de ne pas se couvrir de buée quand, sortant d'un air frais on passe dans une salle chauffée ce qui empêche la vision nette pendant quelques secondes.

M. Mautois, directeur de la verrerie scientifique de Paris, a inventé une nouvelle composition chimique de verre destinée à la fabrication des verres de lunettes et à laquelle il a donné le non de *verre isométrope:*

Le docteur de Bourgon, de Paris, et le docteur Walff-berg de Bresleau prétendent que les verres isométropes absorbent en grande partie les rayons ultra-violets et diminuent, par conséquent, notablement la fatigue de la membrane sensorielle de l'œil.

Les verres colorés et sans foyer destinés non pas à faire mieux voir mais empêcher l'introduction dans l'œil d'une trop grande quantité de rayons lumineux, caloriques ou chimiques s'appellent *conserves*.

Les verres violets mettent bien les yeux à l'abri de la lumière mais ont le gros inconvénient de laisser passer trop de rayons culoriques.

Les verres bleus très refringents sont difficilement acceptés par les myopes ils mettent l'œil dans les conditions d'un éclairage modéré et sont utiles dans la photophobie.

Les verres verts conviennent aux sujets exposés à une forte température ou qui séjournent dans des lieux éclairés par la lumière électrique.

Les verres fumés sont préférables quand il s'agit d'atténuer la lumière du soleil ou l'éclat de la neige.

F. — Monture des lunettes

Le *monocle*, en thèse générale est une très mauvaise monture : rond ou carré il est maintenu par une contraction de la portion palpébrale du muscle orbiculaire des paupières doit être réservé exclusivement au cas ou un œil est complètement amaurotique; en effet, il faut, autant que possible, rechercher la vision binoculaire.

Le *pince-nez* flatte la coquetterie, l'amour propre et

présente cet avantage qu'on peut très facilement le mettre et l'enlever. Il en existe diverses formes : le pince-nez *ordinaire*, peu employée de nos jours et formé par un ressort courbe à concavité inférieure qui s'articule à chacune de ses branches avec un bouton placé au dessus de chaque cercle. Dans le pince-nez *japonais* le pont n'a plus la forme d'une simple ligne convexe, il se recourbe à ses extrémités pour venir se continuer avec les petites plaques placées en dedans de chaque cercle et destinées à s'appliquer sur les parties latérales du nez. Le pince-nez *à greffes* n'a pas de cercles autour des verres; le pince-nez *à écartement mobile* est fixé non à la partie supérieure mais à la partie inférieure du cercle. L'*angulaire* est destiné aux nez courts et plats ; il plisse la peau, l'attire en dedans de la commissure interne des paupières et fait dévier les points lacrymaux. Le pince-nez *américain* peu usité en France ne présente d'avantages que dans le cas ou la distance qui sépare les deux pupilles est considérable.

Les *lunettes dites face à main* sont plutôt un bijou qu'un objet d'une réelle utilité.

Les *lunettes* sont certainement la meilleure monture pour les verres, mais encore faut-il les adapter le mieux possible à la conformation de la figure et aux goûts du malade.

Les montures des lunettes comprennent trois parties : les cercles qui entourent les verres, l'arcade ou pont, qui s'appuie sur la racine du nez et réunit les cercles et les branches qui vont prendre le point d'appui sur les oreilles.

Les cercles doivent avoir la forme des verres qu'ils supportent : les verres circulaires ou ronds conviennent surtout aux enfants qui ont une tendance manifeste à regarder en dehors des verres.

Le pont ou arcade réunit les deux cercles et maintient les lunettes sur le nez. La forme doit nécessairement varier suivant la forme du nez et l'écartement des yeux. Le centre de chaque verre doit d'une façon indispensable, répondre au centre de la pupille de chaque œil. Si le centre de courbure des verres n'est pas en face de la pupille, les verres concaves ou convexes agissent comme des prismes, provoquent un léger strabisme et amènent, comme conséquence, de la fatigue oculaire, des maux de tête et une vision plus ou moins confuse.

Le pont en X convient aux nez plats, le pont K aux nez convexes, le pont C aux nez très saillants, etc., etc.

Les branches s'articulent à angle droit avec la partie externe des cercles et assurent la fixité des lunettes. Elles doivent ne pas gêner la circulation temporale et pour cela s'écarter plus ou moins de la région temporale suivant la conformation de cette région.

La forme des branches varie chez l'homme et chez la femme : tandis que chez l'homme elles se composent de deux parties articulées dont l'une se replie verticalement derrière l'oreille, chez la femme elles n'ont qu'une tige plus ou moins convexe qui enfonce dans les cheveux. Mais, de nos jours on préfère, surtout pour les hommes et les enfants, donner aux branches la forme d'un crochet courbe à concavité dirigée en avant pour embrasser la partie postérieure de l'oreille et que l'on peut allonger ou racourcir à volonté.

Ici se place une dernière question : le myope doit-il porter constamment les verres correcteurs de la myopie ? Il importe de faire porter des verres concaves de très bonne heure dès que les premiers phénomènes de la myopie apparaissent avant que les relations physiologiques entre la convergence et l'accomodation ne soient rompus. Malheureusement les malades consultent l'oculiste quand la myopie existe avec ses conséquences : l'allongement de l'axe antéro-postérieur et l'insuffisance des droits internes. Comme ces rapports normaux n'existent plus, le myope fait plus d'efforts de convergence et moins d'accomodation. Si alors brusquement on neutralise la myopie, comme le myope relâche l'accomodation quand il converge on le rend relativement hypermétrope et il ne peut lire quelque temps sans avoir des douleurs de tête, aussi faut-il commencer à donner des verres faibles pour arriver progressivement au numéro qui corrige la myopie.

FIN